DISPENSAIRE ANTITUBERCULEUX
de BOULOGNE (Seine)

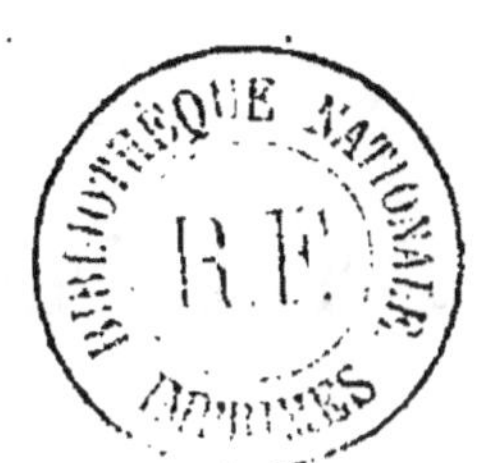

Conseils
aux Malades

VANNES
IMP. LAFOLYE FRÈRES ET Cie
—
1922

CONSEILS AUX MALADES

I

PENDANT LE TRAITEMENT

1. — LE REPOS

Le repos est la base du traitement des maladies de poitrine ; aussi les malades doivent-ils se conformer ponctuellement aux prescriptions individuelles concernant la durée journalière, la répartition et la forme de la cure de chaise-longue, des promenades et du sommeil.

La chaise-longue. — Sur sa chaise-longue, qui sera abritée du soleil, de la pluie, du vent et de la poussière, le malade doit demeurer complètement **étendu sur le dos, la tête appuyée**.

D'une façon générale et sauf exceptions, **pendant la période digestive**, c'est-à-dire pendant deux heures après les principaux repas, le repos doit être particulièrement observé.

Il faut, d'autre part, être bien défendu du froid, surtout aux pieds.

Les promenades. — Quelle qu'en soit la durée, **la promenade** ne doit jamais être une cause de fatigue. Elle se fera au grand air, en dehors des agglomérations, à pas lents, en s'asseyant peu, mais en s'arrêtant souvent et notamment dès que se produit **l'essoufflement**, qu'il ne faut jamais chercher à surmonter : afin de le prévenir, on évitera de respirer par la bouche.

On doit toujours rentrer avant le coucher du soleil.

Si la marche a amené un peu de transpiration, il convient dès l'arrivée de procéder à une forte friction sèche sur le dos et la poitrine.

On s'abstiendra d'exercice :

1º S'il y a de **la fièvre** ;
2º En cas **d'amaigrissement** sensible ;
3º D'une façon générale pendant les huit premiers jours de la cure.

Durant les pauses des promenades, et d'ailleurs en tout temps, les malades doivent éviter de demeurer **immobiles**, la tête au soleil, et de stationner dans les endroits poussiéreux ou exposés au vent.

En l'absence de fièvre, le séjour au lit ne doit pas dépasser une durée de **douze heures**. Se lever trop tard, c'est compromettre son appétit et son sommeil.

II. — L'AÉRATION

Pour être efficace, l'aération doit être **continue** ; le malade doit vivre dans un air pur et constamment renouvelé nuit et jour.

La nuit. — La nuit, **la fenêtre** elle même doit rester **grande ouverte** après quelques jours d'une **progression** prudente, mais méthodique et persévérante.

Le froid. — **Le froid** n'est jamais un obstacle à la cure d'air. Le malade a donc tout intérêt à demeurer **constamment à la température extérieure, égale et basse.** Vivre dehors, bien se couvrir et ne pas se surchauffer, c'est le secret pour ne pas s'enrhumer.

Le jour. — La journée se passera dehors sur la galerie de cure ou dans des pièces aux fenêtres constamment ouvertes. Au cours de leurs promenades, les malades éviteront de stationner dans les lieux confinés, les cafés, les magasins, et de circuler sur les grandes routes poussiéreuses.

La respiration. — Il faut respirer **par** le nez, mais respirer **profondément.** Pour cela, prendre l'habitude de se tenir le buste droit, les épaules effacés et la poitrine saillante.

Les exercices respiratoires. — Les malades auxquels ont été prescrits des **exercices respira-**

toires devront les pratiquer **dehors**, pendant le temps et selon la fréquence indiqués.

Le tabac. — A fumer, on risque de vicier de l'air qu'on respire, de provoquer la toux et de se fatiguer l'estomac. Trois bonnes raisons pour s'en abstenir.

III. — L'ALIMENTATION

Suralimentation. — Le tuberculeux doit ordinairement se suralimenter, mais se suralimenter, ce n'est pas avaler beaucoup, c'est **digérer et assimiler beaucoup** Il faut donc se garder de tout zèle excessif et ne pas surmener les organes digestifs, au risque de compromettre leur fonctionnement et de se priver ainsi du meilleur des auxiliaires du traitement : un bon estomac.

Le repas : nombre. — Les repas doivent être pris à des heures régulières.

En règle générale, le malade fera **quatre** repas, **deux principaux** et **deux accessoires**. Il importe de manger **lentement**, de bien mâcher et de boire avec modération : deux verres de liquide (bière ou eau vineuse) suffiront aux principaux repas.

Composition. — Sauf prescriptions individuelles, on peut manger de tout ; il faut néanmoins insister sur les **viandes**, le **poisson**, les **graisses**, les

œufs, le **lait**, les **féculents** et les **farines de céréales**, qui forment la base du régime.

La viande crue. — La viande crue et le suc musculaire sont très fréquemment prescrits aux malades : il est bon d'en connaître le mode de préparation.

La viande crue, bœuf ou mouton, est incorporée à du bouillon tiède ou au potage pris au commencement du repas (elle peut aussi être mélangée à la gelée de coings, de groseilles, à la purée de pomme de terre, ou roulée en boulettes). Dans tous les cas, elle doit être préalablement **pulpée finement**. Pour cela, on racle la tranche dans le sens de la coupe, c'est-à-dire en prenant les fibres en travers, avec un couteau mal aiguisé, de façon à la réduire en une bouillie très divisée, d'où toutes les parties blanches sont exclues.

Il faut avoir soin, surtout en été, de n'employer que de la **viande très fraîche** et de la pulper immédiatement avant de la servir.

Le suc musculaire. — Pour l'exécuter, prendre un demi à 2 kilogrammes de viande de bœuf **fraîche** (ou de cheval) **dégraissée** et **préalablement hachée ou coupée** en petits morceaux ; la faire macérer deux heures dans le cinquième de son poids d'eau froide très propre ou bouillie ; la recueillir ensuite dans un linge de toile qu'on met sous une presse de ménage. Donner un tour de roue toutes les cinq minutes, jusqu'à épuisement.

La quantité de suc représente les deux cinquièmes de la viande employée.

Le suc est pris aussitôt prêt, légèrement salé, ou mélangé à du bouillon froid.

Les pesées. — La **pesée** est effectuée **tous les quinze jours**, à la même heure et dans le même costume ; elle permet de graduer la suralimentation et, pour une part, de l'exercice.

Soins de la bouche et des dents. — Pour entretenir **la propreté de la bouche** et **l'intégrité des dents** qui en dépend, il est absolument nécessaire de se laver les dents le matin et le soir (le savon blanc de Marseille est un excellent dentifrice).

IV. — L'HABILLEMENT

Il y a tout avantage à porter de **la laine** ; la chemise de flanelle, absorbante et isolante, est recommandable pour la nuit comme pour le jour. Mais il faut éviter de trop s'habiller et de provoquer ainsi la transpiration ; en particulier, se garder des plastrons, peaux de chat et cache-nez, à la fois sales et antihygiéniques. Le tricot de jersey constitue un excellent gilet.

Le lever et le coucher — Au moment du lever et du coucher, on est autorisé à fermer les fenêtres et à **chauffer modérément la chambre** ; après avoir procédé aux ablutions, s'habiller rapidement le matin ; si on est amené à se lever la nuit, avoir soin de se bien couvrir.

Les refroidissements. — Il ne faut ni se déshabiller à l'excès en été, ni se couvrir trop en hiver (si ce n'est au repos et dans le lit) ; les refroidissements tiennent souvent à une de ces causes, et généralement sont la conséquence d'une erreur hygiénique. Il ne faut jamais conserver un vêtement de dessous humide.

Faire une friction sèche ou alcoolisée après les transpirations.

Soins hygiéniques. — La peau doit être entretenue dans un parfait état de propreté. L'été, les douches, les lotions froides, l'hiver, les bains tièdes (33°), les frictions à l'acool et à l'eau le matin sont d'excellentes pratiques d'hygiène.

Faire un peu d'exercice après l'hydrothérapie.

V. — LA PROPHYLAXIE

L'expectoration. — Les malades ne doivent jamais oublier que **leurs crachats** contiennent le germe de leur maladie, et que ces crachats, en se desséchant, soit dans les mouchoirs et les vêtements, soit sur le sol et les planchers, se transforment en poussières que l'air tient en suspension et qui sont susceptibles de propager la maladie et **de réinfecter même les auteurs de l'expec-**

toration. Ceux-ci ne doivent, par conséquent, dans leur propre intérêt, jamais cracher **ni sur le sol, ni dans leur mouchoir**, ni d'une façon générale en dehors de crachoirs renfermant une petite quantité de liquide antiseptique (destiné à empêcher le dessèchement), et fréquemment désinfectés.

La toux. — **La toux**, qui est nécessaire pour l'expectoration, a pour effet de projeter dans l'air et sur les objets ou sur les personnes avoisinantes, des particules de salive mélangées de crachats : d'où l'indication de masquer la bouche, lorsqu'on tousse, à l'aide de la main, ou mieux du mouchoir de poche qui servira ensuite à s'essuyer les lèvres.

Diverses précautions. — Les hommes feront bien de se faire tailler court **la barbe** et **les moustaches**, qui gênent l'expectoration et retiennent souvent de parcelles de crachats.

Il est recommandé de ne **jamais avaler ses crachats**.

Les mains sont très exposées à être contaminées par la salive, le mouchoir ou le crachoir ; il convient donc de les nettoyer fréquemment, et notamment avant tous les repas. Pour les mêmes raisons, il faut souvent changer ses **mouchoirs de poche** (tous les matins), ne jamais les prêter, et prendre pour leur lessivage des précautions spéciales : la plus simple consiste à les ébouillanter avant de les joindre à la lessive.

Les **ustensiles et serviettes de table**, les objets **et linges de toilette** seront toujours **rigoureusement** personnels.

II

APRÈS LE RETOUR A LA VIE COMMUNE

En **tout état de cause**, et même s'ils sont **guéris, les malades ont intérêt à se prémunir contre une rechute toujours à craindre après une première atteinte.** Pour l'éviter, ils doivent avoir constamment présents à l'esprit les conseils suivants, qui ont trait aux diverses circonstances de la vie courante, et dont l'observation, possible à chacun dans la mesure de ses moyens, sera profitable à tous : car **ce qui sert à l'un à se guérir ou à maintenir sa guérison sert à l'autre à éviter la maladie.**

I. — HABITATION

Le dépeuplement des campagnes et l'encombrement des villes sont les grandes causes du développement de la tuberculose pulmonaire.

Il faut donc **demeurer, autant que possible, dans un pays où l'air soit pur et sec,** en choisissant la campagne de préférence à la ville, **la montagne ou les plateaux** de préférence à la plaine.

Si l'on doit habiter la ville, se loger plutôt **dans la banlieue** qu'au centre, plutôt dans une **rue large et bien ensoleillée** que dans une rue étroite et sombre, plutôt dans une **maison neuve** que dans une vieille maison ; dans la banlieue, tâcher d'avoir un **jardin**.

Se tenir autant que possible **à distance des usines** qui produisent de la fumée ou de la poussière, ou qui vicient l'air par leurs émanations (usines à gaz, tanneries, fonderies, moulins, ciments, etc.).

Dans la maison. — Prendre comme **chambre à coucher** la pièce **la plus sèche**, la **mieux exposée** (sud) et la **plus spacieuse**. Toutes les pièces habitées, et surtout celle-ci doivent s'aérer directement à l'extérieur.

Éviter les alcôves, les recoins, les tentures, les rideaux, les lits-clos : laisser pénétrer librement, en toute saison, **l'air et le soleil**. Ouvrir les fenêtres chaque jour, aussi longtemps qu'on le peut. Aérer pendant la nuit.

Ne chauffer la maison que très modérément : ne pas employer les phares et les poêles de fonte : préférer **les cheminées.**

Éviter **l'encombrement :** les personnes qui ont été malades doivent être seules dans leur chambre à coucher.

Veiller soigneusement à **la propreté** dans la maison. Remplacer autant que possible le balayage ordinaire, qui soulève et déplace les poussières sans les enlever. par **l'essuyage au linge humide**. Recrépir les murs des chambres tous les ans.

II. — PROFESSION

Une profession active, s'exerçant en plein air, vaut mieux qu'une profession sédentaire, obligeant à vivre dans un air confiné (bureau. magasin, débit, etc.). Les **professions agricoles** (jardinier, cultivateur, vigneron) sont de beaucoup préférables pour les anciens malades.

Ne doivent pas être prises, ou doivent être abandonnées par les anciens malades, comme présentant de gros risques de rechute :

1º **Les professions insalubres** (infirmiers, gardes-malades) ;

2º Celles où l'on est exposé aux **poussières** (charbonniers, meuniers, mouleurs, cardeurs, ouvriers des industries de tissage, fondeurs, cimentiers, etc.), ou aux **gaz délétères** (égoutiers, cuisiniers, caoutchoutiers) ;

3º Celles où l'on manie des produits **toxiques** (peintres, potiers, imprimeurs, étameurs pour le **plomb** ; empailleurs, fleuristes, papiers, peints, pour **l'arsenic** : doreurs, pour le mercure ; allumetiers, pour le **phosphore** : employés des manufactures **de tabac**) ;

4º Celles qui exposent à des **chaleurs excessives**, ou de brusques **passages du froid au**

chaud (verriers, chauffeurs, fondeurs), ou à **l'humidité** (laveuses, blanchisseuses, tonneliers);

5° Celles où l'on travaille dans **l'obscurité** (mineurs);

6° Celles qui exigent un **travail de nuit** (boulangers);

7° Celles qui exposent au **surmenage** ou à **l'alcoolisme** (garçons de café).

III. — ALIMENTATION

La meilleur nourriture est la nourriture de ménage, variée et abondante, à base de **lait,** de **viande**, d'**œufs**, de beurre, de **féculent** et de **pâtes.**

Les repas doivent être réguliers, **sans excès ni écarts de régime.**

Au cours des repas, faire usage de vin coupé d'eau ou de **bière,** à dose modérée.

Une consommation de **lait**, aussi abondante que possible, est toujours à recommander.

Ne pas abuser du café : le matin, **préférer la soupe au café au lait.**

Ne pas boire d'alcool ; employer ses ressourses à se procurer **des aliments plutôt que des boissons** et que des vins dits fortifiants.

IV. — PRÉCAUTIONS A PRENDRE CONTRE LA CONTAGION

(L'entourage, les parents et les patrons doivent veiller avec soin à l'exécution des prescriptions de cet article).

Les malades qui crachent doivent continuer à faire usage du crachoir et bien se rappeler que leur expectoration. pour n'être pas dangereuse, **doit être détruite à l'état humide.**

Une casserole émaillée, munie d'un manche et d'un couvercle, et contenant un peu d'eau savonneuse, est le plus simple et le meilleur des crachoirs pour l'intérieur ou l'atelier, le crachoir de poche restant indispensable pour le dehors.

Pour nettoyer et désinfecter son crachoir d'intérieur, il faut :

1° Incorporer au contenu un peu de sciure de bois et tout verser aussitôt dans le fourneau de la cuisine ;

2° Faire bouillir ensuite, pendant un quart d'heure, de l'eau dedans. Enfin, verser cette eau dans les cabinets, et rincer à l'évier. En terminant, se laver les mains.

Ne pas confier à d'autres le soin de ces nettoyages.

Par ce simple procédé, on obtiendra, non seule-

ment la propreté, mais la désinfection, **la destruc-
tion des germes**, ce qui vaut bien mieux que de
verser, par exemple, dans les cabinets, le contenu
des crachoirs.

Il est avantageux de faire bouillir, à la fin des
repas, **les fourchettes et les cuillers**.

**Les mouchoirs de poche et les serviettes
de table** seront bouillis ; il ne faut pas accumuler
le linge sale à la maison, mais l'envoyer fréquemment à la lessive.

Les femmes malades ne doivent **pas allaiter**.

Le malade qui crache doit toujours penser à la
transmission possible de sa maladie aux personnes
de sa famille, et se montrer d'une grande **pru-
dence au point de vue des contacts journa-
liers** (parents, enfants, époux, etc).

Dautre part, l'observation des règles élémen-
taires, indiquée ci-dessus, suffit à protéger de la
contagion les personnes qui entourent les malades.
Celles-ci ne doivent donc pas s'effrayer inutilement,
car, la contagion directe n'étant pas à craindre, **le
voisinage des malades ne contitue pas, par
lui-même, un danger.**

Il convient de s'assurer, lorsqu'on prend un logement, que ce logement n'a pas été habité aupara-
vant par des malades poitrinaires. Dans le cas où
cela serait, il faudrait le désinfecter.

**On peut désinfecter simplement une
chambre ou une habitation** par l'aération, la
lessive de tous les linges, l'exposition à l'air et au

soleil de tous les objets de laine (literie, vêtements), le lavage des meubles et des planchers à l'eau bouillante et au savon, ou avec de l'eau de javel, ou bien, ce qui est encore mieux à l'aide des vapeurs de Formol (Fumigator-Lusoforme etc.).

Pour le lavage des appartements. planchers, meubles, parois, crachoirs et autres ustensiles, on pourra faire une **bonne solution désinfectante** avec :

<pre>
Eau chaude . . . . . .   1 litre.
Savon noir . . . . . . 30 grammes.
Acide phénique. 50   —
        (Mélanger en remuant).
</pre>

Ne pas oublier, d'ailleurs, que la simple **propreté habituelle** est le meilleur des préservatifs.

V. — CHOSES A EVITER

Il faut, plus particulièrement, éviter avec soin :

L'alcoolisme, qui est le plus puissant auxiliaire de la tuberculose. Toutes les boissons spiritueuses doivent être rejetées.

Le tabac, toujours inutile, souvent nuisible.

Les excès de toute nature ; **le surmenage** physique et moral.

Les veilles, le séjour dans les salles de **spec-**

tacles et dans les locaux enfumés, **cafés** ou **brasserie, la danse.**

Le séjour au soleil, le **vent,** la **poussière.**

Les officines pharmaceutiques et les **nombreux remèdes** recommandés par les journaux, sûrement coûteux, plus sûrement encore inefficaces.

Vannes. — Imprimerie LAFOLYE frères et Cⁱᵉ. 2672-22